AF463568

PUBLICATIONS DU *PROGRÈS MÉDICAL*

LEÇON D'OUVERTURE

DU

COURS D'ANATOMIE GÉNÉRALE

AU

COLLÈGE DE FRANCE

Par M. le Professeur RANVIER

PARIS

Aux bureaux du **PROGRÈS MÉDICAL** | **A. DUVAL**, Libraire-Éditeur,
6, rue des Ecoles, 6. | 6, rue des Écoles, 6.

1876

faut faire, en un mot, l'histologie expérimentale. Tel est le but suprême de nos recherches, telle est la base de la médecine future. »

Il y a bien des années que M. Claude Bernard développe ces principes, et les personnes qui, comme moi, suivent son enseignement depuis vingt ans, n'ont pas été surprises de voir notre maître proposer à M. le Ministre de l'Instruction publique la création d'une chaire d'anatomie générale au Collége de France.

M. Claude Bernard, par sa haute intelligence, sa grande modération et ses magnifiques découvertes, jouit aujourd'hui d'une influence telle que ses propositions, toujours dictées par l'intérêt de la science, sont toujours acceptées.

Après avoir créé une chaire d'anatomie générale au Collége de France, M. le Ministre a bien voulu me la confier.

Permettez-moi d'exprimer ici publiquement ma plus vive reconnaissance à M. le professeur Wallon, ministre de l'Instruction publique, et à M. le professeur Claude Bernard.

Je dois m'occuper maintenant du sujet que je me propose de traiter aujourd'hui devant vous : *l'origine de l'anatomie générale et son développement jusqu'à notre époque.*

L'anatomie générale a été exposée pour la première fois dans son ensemble dans un ouvrage à jamais célèbre, le *Traité d'anatomie générale* de Bichat.

D'après Bichat, le corps de l'homme, car c'est l'organisme humain qu'il avait surtout en vue, serait constitué par un nombre déterminé d'éléments organiques ou tissus, comparables aux corps simples de la nature inorganique. Parmi ces tissus, les uns seraient communs à tous les organes, les autres appartiendraient seulement à quelques-uns d'entre eux. Ils posséderaient des propriétés spéciales, propriétés vitales. La vie serait la mise en jeu de ces propriétés ; dès lors, elle ne serait pas un principe, mais bien un résultat. Vous trouverez là, soit dit en passant, les bases de l'organicisme moderne.

Bichat soutenait encore que l'on doit étudier les tissus vivants comme les physiciens et les chimistes étudient les corps bruts. C'est pour obéir à ce principe qu'il les soumettait à la macération dans l'eau froide, les plongeait dans l'eau bouillante, les chauffait progressivement ou les livrait à la combustion ; il les traitait par les alcalis, les acides, etc.

Etant donnée l'insuffisance des moyens d'investigation dont il disposait, Bichat a dû certainement prendre pour des éléments de l'organisme des parties fort complexes. Aussi, passons sur ses analyses des tissus qui, du reste, sont sans importance.

Pour comprendre toute l'étendue de ce vaste génie, il convient de le suivre sur un autre terrain, celui des systèmes organiques. C'est sur la conception des systèmes organiques, en effet, que repose l'anatomie générale. Voici, en quelques mots comment, d'après Bichat, il faut concevoir les organes, les tissus et les systèmes. Un organe est habituellement formé de plusieurs tissus. Un os, par exemple, contient du tissu osseux, du tissu cartilagineux qui recouvre ses extrémités articulaires, du tissu fibreux qui l'enveloppe et qui pénètre dans son intérieur, du tissu médullaire dans sa cavité centrale et dans ses extrémités spongieuses, enfin des vaisseaux sanguins et des nerfs. Chacun de ces tissus peut être comparé au même tissu observé dans d'autres régions du corps, et c'est de cette comparaison que résulte l'idée des systèmes organiques.

A cet effet, considérons l'enveloppe fibreuse de l'os, nous reconnaîtrons qu'une enveloppe semblable existe autour de tous les autres os, qu'elle existe aussi autour d'un certain nombre d'organes pour leur constituer des membranes d'enveloppe ou aponévroses. Si, au lieu de considérer le périoste d'un os en particulier, nous le comparons au périoste des autres os, aux aponévroses musculaires et aux autres membranes fibreuses, et si nous les comprenons dans une description générale, nous serons arrivés à la conception du système fibreux, c'est-à-dire d'un des systèmes organiques de Bichat.

L'anatomie générale, telle que Bichat l'a conçue, renferme donc l'histologie ou étude des tissus, et l'étude des systèmes à laquelle on pourrait donner le nom d'histologie comparée limitée à un seul organisme.

Dans l'exposé qu'il nous a laissé des systèmes organiques, Bichat s'est élevé à une hauteur de vues que nous ne saurions trop admirer. Sa description des systèmes cellulaire, séreux et lymphatique et de leurs rapports, est tellement précise que les histologistes modernes ne sont arrivés que peu à peu à en reconnaître l'exactitude, et cependant ils étaient servis dans leurs recherches par de puissants microscopes.

En France, à la fin du siècle dernier et au commencement de celui-ci, les microscopes étaient très-défectueux ; c'étaient, passez-moi l'expression, des microscopes à puces. Voici un ouvrage (1), publié après le milieu du dix-huitième siècle. Il contient des dessins de microscopes d'une élégance remarquable, mais leurs systèmes optiques devaient être bien mauvais, si l'on en juge d'après les figures des objets observés : une d'elles, entre autres, représente un animalcule microscopique bien singulier. Son corps est fait exactement comme la tête d'un homme avec moustache et barbiche.

Bichat a eu mille fois raison de ne pas vouloir se servir d'instruments aussi imparfaits. En lisant attentivement le

(1) Joblot. — *Observations d'histoire naturelle faites avec le microscope*. Paris, 1754. Planche VIII, fig. 12.

chapitre de son ouvrage qui est consacré à la circulation capillaire, je suis arrivé à la conviction qu'il ne l'avait jamais observée ; il en parle seulement d'après les observations de Malpighi et de Spallanzani.

Ces deux noms me rappellent que je dois vous parler des précurseurs de Bichat. Dans le domaine de la science, il est rare qu'une grande conception, qu'une découverte surgisse tout d'un coup, sans être précédée de recherches plus ou moins nombreuses, quelquefois très-anciennes, sur lesquelles elle s'appuie. Lorsque la découverte est éclatante, elle éclipse tous les travaux antérieurs sur le même sujet, et au bout d'un petit nombre d'années, les contemporains ayant fait place à une nouvelle génération, ceux qui ne remontent pas aux sources de l'histoire peuvent croire à une grande spontanéité. Cette spontanéité, je le répète, est fort rare et, à coup sûr, elle n'existe pas en ce qui regarde l'œuvre de Bichat.

En effet, bien avant lui, les anatomistes et les chirurgiens savaient que le même tissu, celui des os, par exemple, se rencontre dans les différentes régions du corps avec le même aspect et les mêmes propriétés, et ils appliquaient ces principes à la description des maladies et à leur traitement. Mais Bichat eut encore un précurseur immédiat ; ce fut notre grand nosologiste français, Pinel. Pinel, en effet, avait reconnu que les membranes séreuses, l'arachnoïde, la plèvre, le péritoine, etc., possèdent une structure semblable et montrent dans les phlegmasies des lésions identiques. Ce sont là des conceptions d'anatomie générale, comparables à celles des systèmes de Bichat.

J'arrive maintenant à un autre sujet d'une grande importance, l'application du microscope à l'anatomie. On croit généralement que les expressions, anatomie générale, histologie, anatomie microscopique, peuvent être employées indifféremment pour désigner la même science. C'est là une erreur. Les premiers anatomistes qui observaient à l'aide du microscope, ont découvert, à coup sûr, des faits de premier ordre, mais ces faits ne les avaient conduits à aucune théorie sur la constitution et les rapports des tissus de l'organisme, et cependant, c'est en cela, comme nous l'avons vu, que consiste essentiellement l'anatomie générale.

Parmi les découvertes anciennes faites à l'aide des instruments grossissants, la plus importante, celle des réseaux et de la circulation capillaire, remonte au dix-septième siècle et appartient à Malpighi.

La théorie de Harvey, sur la circulation du sang, avait soulevé de nombreux contradicteurs. Le jeu des valvules du cœur et des veines, le synchronisme de la pulsation cardiaque et de la pulsation artérielle, le gonflement des veines au-dessus d'un point comprimé leur laissaient encore des doutes dans l'esprit, parce qu'ils ne comprenaient pas comment le sang, poussé dans les artères par le cœur, pouvait y revenir par les veines. Il fallait supposer une communication périphérique entre ces deux ordres de vaisseaux, et cette communication, Harvey n'avait pas pu l'établir. Mais ils furent à bout d'arguments, lorsqu'en 1661, Malpighi fit, du même coup, la découverte du réseau et de la circulation capillaire.

La méthode qu'il a suivie pour y arriver mérite de nous arrêter un instant, parce qu'elle est intéressante, en ce sens que le grand anatomiste italien, qui n'avait à sa disposition que des instruments d'optique très-insuffisants, n'a pu faire une observation directe. Il s'est vu dans l'obligation de tourner la difficulté, et de faire deux observations successives, qu'il a ensuite combinées pour atteindre d'une manière complète l'objet de ses recherches. Ayant ouvert, par une incision, la cavité abdominale d'une grenouille, Malpighi vit le poumon, gonflé par l'air, s'échapper à travers les lèvres de la plaie. L'examinant alors attentivement à l'œil nu et à la loupe, il put connaître, dans les artères, un courant sanguin, allant du tronc vers les petites branches, tandis que, dans les veines, le cours du sang était en sens inverse. Il croyait d'abord que, au sortir des artères, pour gagner les veines, le liquide sanguin traversait un espace irrégulier, une sorte de lac creusé dans le parenchyme organique. Mais, ayant posé une ligature à la base du poumon gorgé de sang et ayant abandonné cet organe à la dessication, il put en retrancher des lames minces assez transparentes et assez faciles à manier pour les maintenir au moyen d'une pince porte-insectes au foyer de son microscope. Les examinant alors par transparence, il put suivre exactement la distribution des vaisseaux, et reconnaître qu'entre les artères et les veines, il existe un réseau complet et admirable de canaux capillaires. De ces deux observations, il a conclu, comme nous l'avons déjà fait pressentir, que le sang traverse, dans l'intérieur des organes, des vaisseaux extrêmement fins, disposés en réseaux.

Quelques années plus tard, Leeuwenhoeck, à l'aide de microscopes qu'il construisait lui-même avec une rare habileté, étudiait directement la circulation capillaire sur la membrane interdigitale de la grenouille et sur l'expansion membraneuse de la queue des têtards. Aujourd'hui, grâce à la perfection de nos instruments grossissants, il est possible à chacun d'assister lui-même à ce spectacle, qui, dans le poumon de la grenouille, se montre dans toute sa beauté.

L'année dernière, M. Holingren nous a fait connaître un petit appareil fort ingénieux à l'aide duquel tous les temps de l'expérience sont fort bien réglés. A la fin de la leçon, vous pourrez voir vous-mêmes cette expérience, qui a été préparée par M. Weber, et jouir du spectacle de la circulation capillaire, qui fait encore aujourd'hui l'admiration des anatomistes, et même excite leur verve poétique. Elle a fait dire à l'un de nos maîtres : *Combien la nature est admirable dans ses infiniment petits.* La nature est toujours admirable, ses infiniment petits, ses infiniment grands, nous en jugeons par rapport à nous-mêmes, et, pour tout esprit dégagé par la science, un astre qui roule dans les espaces célestes, une cellule qui évolue au sein d'un organisme, sont des équivalents dans l'univers.

Revenons maintenant aux observations de Leeuwenhoeck. Celles qu'il a faites sur la structure de différents organes sont véritablement considérables. Qu'il me suffise de vous rappeler aujourd'hui qu'il a découvert les globules rouges du sang et les anastomoses des fibres du cœur.

Je passe sur des observations semblables, mais moins importantes qui les ont suivies, parce qu'elles n'étaient nullement reliées les unes aux autres. Même après l'apparition du livre de Bichat, les anatomistes qui ont fait des études microscopiques sur les tissus n'ont abouti à aucune doctrine, à aucune loi histologique.

Il faut arriver jusqu'à Schwann (*Recherches microscopiques sur les analogies de structure et de développement entre les animaux et les plantes*, 1839) pour rencontrer une théorie d'ensemble sur la constitution des animaux.

Schwann doit être considéré comme le Bichat de l'anatomie générale microscopique. Comme Bichat, Schwann a eu des précurseurs. En France, Raspail et Dutrochet étaient arrivés, à des points de vue différents, à soutenir la constitution cellulaire, ou plutôt utriculaire, des animaux. Raspail, se plaçant au point de vue chimique, chercha une comparaison entre la matière inorganique et la matière organique, et d'après lui, tandis que la matière inorganique cristallise en masses anguleuses, la matière organique cristallise en vésicules. Cette dernière, composée d'abord d'hydrogène et de carbone, est amorphe et constitue un liquide oléagineux. Elle absorbe facilement de l'oxygène et lorsqu'elle est suspendue dans l'eau, elle prend la forme globuleuse. Si alors elle se combine à des bases inorganiques, chaque globule s'entoure d'une membrane et devient ainsi une vésicule. Tous les tissus vivants sont constitués par des vésicules semblables. « Donnez-moi, dit l'auteur, une vésicule capable d'absorber et je vous ferai un organisme. »

Les animaux et les végétaux auraient la même constitution élémentaire : un globule d'amidon serait l'analogue d'une vésicule adipeuse.

A côté d'observations insuffisantes ou défectueuses, nous trouvons dans l'œuvre de Raspail deux idées, qui depuis ont été reproduites bien des fois : la formation des éléments organiques par un mécanisme analogue à celui de la cristallisation, et l'analogie de structure des végétaux et des animaux.

Dutrochet, de son côté, était arrivé à une conception analogue, mais son point de départ était différent. Ayant découvert l'endosmose, il a cru y trouver la raison des phénomènes de la vie. Les organismes vivants, végétaux et animaux, sont, d'après cet auteur, composés d'utricules semblables. Ayant examiné d'abord certaines glandes des mollusques, il les vit formées de cellules grandes, claires et d'égale dimension ; mais lorsque, poursuivant plus loin l'analyse, Dutrochet vient nous dire qu'ayant fait des préparations du cerveau, du foie, du rein, de la rate, il trouva dans tous ces organes des cellules identiques dans leur forme et dans leur structure, il enlève, pour ainsi dire, toute valeur à sa première observation.

Les théories cellulaires ou plutôt vésiculaires de Raspail et de Dutrochet n'ont fait aucun partisan parce qu'elles n'étaient pas fondées, et entre ces théories cellulaires et la théorie cellulaire histologique actuelle, il y a la même différence qu'entre la théorie atomique d'Epicure et les nouvelles théories chimiques. Cependant, nous le répétons, il y avait chez ces auteurs une idée dominante qui aujourd'hui est établie par des faits positifs, l'analogie de structure élémentaire des végétaux et des animaux. A cette analogie des éléments s'est même ajoutée l'analogie des fonctions, ainsi qu'il résulte de la brillante découverte de la glycogénie animale. Mais la comparaison de la cellule animale avec la cellule végétale ne pouvait être faite d'une manière utile, si l'on n'avait pas déterminé d'abord les caractères morphologiques de la cellule; plusieurs de ceux qui ont écrit autrefois sur la composition élémentaire des tissus ont considéré comme des cellules des objets sans grande importance histologique, tels que des granulations graisseuses ou mieux encore des gouttes de myéline. Ces dernières, avec leurs formes variées, avec leur double contour externe, ont dû tromper les observateurs non prévenus, et ce sont elles sans doute que Dutrochet a prises pour des cellules, lorsqu'il examinait un fragment de cerveau écrasé entre deux lames de verre.

La détermination morphologique de la cellule a d'abord été faite dans le règne végétal. R. Brown y constata l'existence d'un noyau. Chez les animaux, un noyau semblable fut observé dans les cellules pigmentaires de la grenouille par Valentin, dans les globules du sang du même animal par Schultz, dans les cellules épithéliales par Henle.

Vous le voyez, Messieurs, le terrain était bien préparé lorsque Schwann a conçu et développé sa théorie cellulaire. Pour Schwann, la cellule animale est en tout point comparable à la cellule végétale; elle est formée d'un noyau, d'un plasma, reste du blastème primitif et d'une membrane. Toute cellule se développerait spontanément dans une substance amorphe et liquide, blastème ou cytoblastème, comme un cristal se développe dans une solution saline. Dès lors, la formation des cellules serait une cristallisation organique. La formation de la cellule se ferait par l'apposition d'un certain nombre de couches concentriques du centre à la périphérie de l'élément. Le noyau apparaîtrait d'abord. Autour de lui se condenserait une portion du blastème primitif et plus tard seulement, autour de cette dernière, se développerait une membrane, tout cela par le dépôt successif de molécules organiques, comme dans une vraie cristallisation.

•

Nous arrivons maintenant au système histologique de Schwann, fondé sur la théorie cellulaire. Les tissus se diviseraient en cinq groupes fondamentaux :

1° Les tissus constitués par des cellules libres roulant les unes sur les autres dans le blastème primitif : le sang et la lymphe ;

2° Les tissus formés par des cellules soudées les unes avec les autres : les épithéliums ;

3° Les tissus dans lesquels les membranes des cellules sont fondues les unes avec les autres ou avec une substance inter-cellulaire, reste du blastème primitif : les cartilages et les os ;

4° Les tissus composés par des cellules transformées en fibres : faisceaux de tissu conjonctif, fibres élastiques ;

5° Enfin, les tissus dans lesquels les cellules se sont soudées, tandis que leurs cloisons intermédiaires ont disparu, pour former des tubes : vaisseaux capillaires, muscles, tubes nerveux.

Comme vous pouvez en juger d'après ce court exposé, la théorie de Schwann était complète ; elle satisfaisait bien l'esprit, et, au moment où elle a paru, elle a produit une immense sensation. C'était une base solide, et rien que par les recherches qu'elle devait solliciter, elle promettait une riche moisson.

Déjà elle avait été pour Schwann l'occasion de deux découvertes importantes, la membrane des tubes nerveux et le sarcolemme. Mais elle ne pouvait être admise dans sa totalité et dans sa généralité que par des esprits enthousiastes.

Schwann lui-même, à la fin de la préface qu'il a consacrée à son ouvrage, a parfaitement exposé la portée et la signification de sa doctrine. Il le fait avec une grande simplicité et une entière bonne foi.

J'ai l'honneur de connaître personnellement M. le professeur Schwann, de Liége, et toutes les fois que je fais la lecture de cette préface, il me semble que j'ai devant les yeux sa physionomie pleine d'affabilité et de cordialité et que j'entends le son de sa voix.

A partir de la publication du livre de Schwann, l'histologie animale a pris un grand essor. On a entrepris des recherches sérieuses, on a discuté avec passion pour savoir si les cellules prennent naissance ou non dans un blastème, si la cellule animale correspond réellement à la cellule végétale.

Relativement à la première question, on devait nécessairement s'occuper de la signification morphologique de l'ovule et de la formation des éléments du germe. La segmentation de l'ovule, découverte par Prévost et Dumas, était connue de Schwann. Il l'expliquait par la production endogène de cellules développées librement aux dépens du blastème primitif représenté par le vitellus. Mais les recherches de Remak, sur le développement continu des éléments cellulaires, reprises, étendues et transportées dans le domaine de la pathologie par Virchow, eurent un grand retentissement. Virchow nia absolument le développement libre dans un blastème (génération équivoque) ; il considéra la cellule comme un organisme microscopique capable de se reproduire et affirma que « toute cellule provient d'une cellule », et que toutes les cellules ont pour origine commune l'ovule qui est une simple cellule. Aujourd'hui, la question n'est pas encore tranchée, et bien qu'il soit démontré par l'observation directe qu'une cellule peut se diviser pour en produire deux qui sont semblables à elle-même, le premier développement des cellules du germe dans l'intérieur du vitellus est encore entouré d'une obscurité profonde, et sur ce sujet la théorie de Schwann est encore soutenable.

Reste la seconde question : la cellule animale correspond-elle à la cellule végétale? A ce propos je rappellerai qu'il y a bien des années, Dujardin a fait une observation très-importante. Il y a des animaux inférieurs unicellulaires (amibes et rhizopodes), chez lesquels toutes les fonctions essentielles d'une organisme vivant se trouvent associées. Ils absorbent et s'assimilent des matériaux nutritifs, ils respirent, ils se meuvent. Ces mouvements sont le résultat de l'activité de leur propre substance. Celle-ci pousse des prolongements périphériques, qui se fixent et entraînent après eux le corps de l'animalcule, ou bien reviennent sur eux-mêmes et se confondent à nouveau avec la masse commune.

Wharton Jones, en observant au microscope le sang de la raie, vit les globules blancs se comporter exactement comme des amibes.

En France, Davaine contrôla et étendit les résultats de Wharton Jones, sur les globules blancs du sang.

En Allemagne, Max Schultze, qui le premier se servit de la platine chauffante, pour étudier les éléments des animaux à sang chaud, à leur température normale, fit des observations analogues sur les globules blancs du sang des mammifères. Puis, comparant les mouvements des cellules lymphatiques avec ceux des amibes, des rhizopodes et du plasma de certaines cellules végétales, il arriva à une conception de la cellule animale un peu différente de celle de Schwann.

La plupart des cellules animales ne possèdent pas de membranes enveloppantes et dès lors elles ne peuvent pas être comparées aux cellules végétales tout entières ; elles sont essentiellement constituées par un noyau et une masse de protoplasma qui l'enveloppe. La cellule animale correspond donc au contenu de la cellule végétale : noyau et plasma.

Le protoplasma de la cellule animale peut rester embryonnaire, actif, capable de mouvements *amiboïdes,* ou bien il peut subir dans ses couches périphériques des modifications successives qui changent la forme de la cellule et l'écartent, par conséquent, de son type primitif.

Relativement à la formation des tissus, entre la conception de Schultze, qui jouit aujourd'hui d'une grande faveur en Allemagne, et la théorie de Schwann, il n'y a pas une très grande différence, en ce sens que Schultze, comme Schwann, fait dériver tous les tissus de la cellule. Dans l'une comme dans l'autre des deux théories, les éléments cellulaires du sang, les faisceaux primitifs des muscles, les cellules nerveuses, et les faisceaux de tissu conjonctif sont morphologiquement compris de la même façon.

Il n'en est pas de même du second groupe de Schwann, dans lequel les éléments cellulaires seraient séparés les uns des autres par un reste du blastème primitif. D'après la théorie de Schultze, la substance fondamentale résulterait tout entière d'une transformation successive des couches les plus superficielles du protoplasma de chaque cellule.

La théorie cellulaire, bien qu'elle ait été attaquée de toutes parts, bien que, je me plais à le reconnaître, certains faits lui échappent, est encore debout, et elle régnera tant qu'on n'aura pas une autre théorie à mettre à sa place.

Quant à nous, nous jugeons la théorie cellulaire comme Schwann l'a jugée lui-même. Elle est utile encore puisqu'elle sollicite toujours de nouvelles recherches.

Depuis quelques années, l'histologie est entrée dans une voie nouvelle. L'analyse des tissus a fait de notables progrès. Aujourd'hui, nous nous procurons facilement d'excellents microscopes; nous possédons des réactifs chimiques dont l'action sur les éléments des tissus est nettement déterminée. A côté de l'histologie, la physiologie expérimentale a subi un grand développement, l'analyse par la méthode graphique, si savamment représentée au Collége de France, par M. Marey, permet souvent de saisir les fonctions des derniers éléments de l'organisme.

En un mot, l'histologie, comme nous l'a si bien dit M. Claude Bernard dans la phrase que je rappelais au commencement de cette leçon, est entrée dans une voie véritablement expérimentale, voie si brillamment inaugurée par Bichat.

Engagée dans cette voie, abritée au Collége de France, soutenue par la tradition des Laennec, des Magendie, la science des tissus ou anatomie générale doit y prospérer. Personnellement, je ferai de grands efforts pour atteindre ce but. Je ne suis pas tout à fait nouveau venu dans la science, et je me présente à vous entouré d'hommes qui vous sont déjà connus, qui sont mes amis, mes élèves, mes collaborateurs. Nous avons pour devise : *Travail et bonne foi*.

VERSAILLES. — IMPRIMERIE CERF ET FILS, 59, RUE DU PLESSIS.

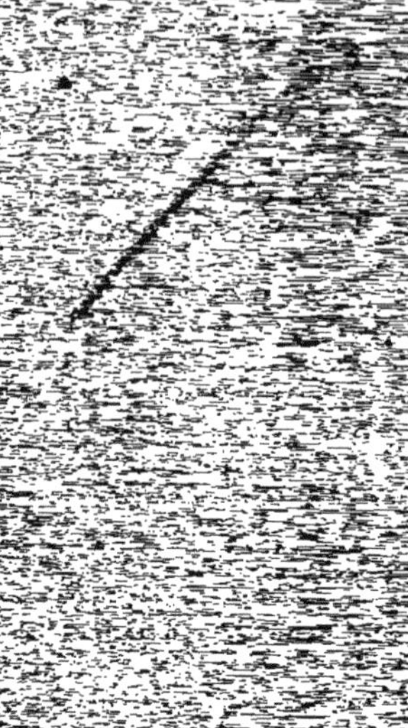

BIBLIOTHEQUE NATIONALE DE FRANCE
3 7511 00176196 7

www.ingramcontent.com/pod-product-compliance
Ingram Content Group UK Ltd.
Pitfield, Milton Keynes, MK11 3LW, UK
UKHW021038200726
13857UKWH00005B/1798

9 782012 895782